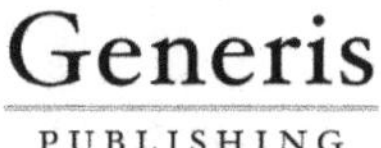
Generis
PUBLISHING

AF592978

Actividad física como estrategia terapéutica en el manejo de la diabetes tipo 2: evidencia actual

Dr. Juan Francisco Aguirre Chávez
Dra. Leticia Irene Franco Gallegos
Dra. Guadalupe Simanga Ivett Robles Hernández

Title: **Actividad física como estrategia terapéutica en el manejo de la diabetes tipo 2: evidencia actual**

ISBN: 979-8-89248-553-1

Author: Dr. Juan Francisco Aguirre Chávez, Dra. Leticia Irene Franco Gallegos,Dra. Guadalupe Simanga Ivett Robles Hernández

Cover image: www.pixabay.com

Publisher: Generis Publishing
Online orders: www.generis-publishing.com
Contact email: info@generis-publishing.com

TABLA DE CONTENIDOS

Actividad física como estrategia terapéutica en el manejo de la diabetes tipo 2: evidencia actual

Dr. Juan Francisco Aguirre Chávez[1]

Dra. Leticia Irene Franco Gallegos[2]

Dra. Guadalupe Simanga Ivett Robles Hernández[3]

Dra. Karla Juanita Montes Mata[4]

M.F. Alejandra Cossío Ponce de León[5]

RESUMEN

La actividad física es crucial en la prevención y en el manejo de la diabetes mellitus tipo 2 (DM2). Investigaciones sobre personas con elevado riesgo de DM indican que el ejercicio regular ayuda a reducir la probabilidad de desarrollar esta enfermedad. Los efectos positivos del ejercicio se pueden apreciar de forma inmediata, como mejorar la absorción de glucosa por los músculos, como a largo plazo, traduciéndose en niveles más bajos de hemoglobina glucosilada y menor glucosa sanguínea en ayuno y después de las comidas. Tradicionalmente, se ha recomendado el ejercicio aeróbico; sin embargo, el entrenamiento de resistencia también aporta beneficios significativos, como aumentar la fuerza y masa muscular y reducir el riesgo cardiovascular. Se enfoca además en pautas generales para la actividad física en pacientes diabéticos y aborda las precauciones necesarias para aquellos con complicaciones específicas. La diabetes tipo

[1]-Afiliación: Universidad Autónoma de Chihuahua, -País México jaguirre@uach.mx, https://orcid.org/0000-0003-0767-1176

[2] Afiliación: Universidad Autónoma de Chihuahua, -País México lfranco@uach.mx, https://orcid.org/0000-0001-7321-5932

[3] Afiliación: Universidad Autónoma de Chihuahua, -País México grobles@uach.mx, https://orcid.org/0000-0002-5332-7432

[4] Afiliación: Universidad Autónoma de Chihuahua, -País México kmontes@uach.mx, https://orcid.org/0000-0002-5428-2336

[5] Afiliación: Universidad Autónoma de Chihuahua, -País México acossío@uach.mx, https://orcid.org/0000-0001-6223-4337

2 es un problema creciente de salud pública, especialmente en México y, de manera destacada, en Chihuahua. El artículo subraya la importancia de la actividad física como tratamiento no medicamentoso, detallando la efectividad del ejercicio regular en el mejoramiento del control de la glucosa y la sensibilidad a la insulina, así como sus beneficios en la reducción de riesgos asociados a la diabetes.

Palabras clave: diabetes mellitus tipo 2; actividad física; manejo terapéutico

Physical activity as a therapeutic strategy in the management of type 2 diabetes: current evidence

ABSTRACT

Physical activity is crucial in the prevention and management of type 2 diabetes mellitus (DM2). Research on people at elevated risk for DM indicates that regular exercise helps reduce the likelihood of developing this disease. The positive effects of exercise can be seen both immediately, such as improving glucose absorption by the muscles, and in the long term, resulting in lower levels of glycated hemoglobin and lower blood glucose when fasting and after meals. Traditionally, aerobic exercise has been recommended; However, resistance training also provides significant benefits, such as increasing strength and muscle mass and reducing cardiovascular risk. It also focuses on general guidelines for physical activity in diabetic patients and addresses necessary precautions for those with specific complications. Type 2 diabetes is a growing public health problem, especially in Mexico and, notably, in Chihuahua. The article highlights the importance of physical activity as a non-drug treatment, detailing the effectiveness of regular exercise in improving glucose control and insulin sensitivity, as well as its benefits in reducing risks associated with diabetes.

Keywords: type 2 diabetes mellitus; physical activity; therapeutic management.

PREFACE

Physical activity is [illegible] in the prevention and management of type 2 diabetes mellitus (T2DM). Research on people [illegible] T2DM indicates that regular exercise helps reduce the likelihood of developing the disease. The positive effects of exercise can be seen both immediately, such as improved [illegible] glucose absorption by the muscles, and in the long term, [illegible] levels of glycated hemoglobin and lower blood glucose when fasting and after meals. Traditionally, aerobic exercise has been the main focus. However, [illegible] and benefits, [illegible] It also [illegible] physical activity [illegible] type 2 diabetes is [illegible] public health [illegible] and [illegible] exercise [illegible]

[illegible]

INTRODUCCIÓN

La diabetes mellitus tipo 2 (DM2) es una enfermedad crónica que se ha posicionado como una preocupante epidemia global, y México experimenta esta realidad con especial intensidad. De acuerdo con la Organización Mundial de la Salud, la diabetes afecta a más de 422 millones de personas en todo el mundo, predominando el tipo 2. Las estadísticas en territorio mexicano muestran un incremento alarmante de casos, situando a la DM2 como una emergencia sanitaria de escala nacional Organización Mundial de la Salud (2021).

La DM2 es una enfermedad metabólica caracterizada por hiperglucemia crónica, resultante de defectos en la acción de la insulina y/o su secreción. La prevalencia de la DM2 ha aumentado considerablemente en las últimas décadas, siendo un problema de salud pública global (Franco-Gallegos, et al., 2024). La actividad física es una estrategia clave en la gestión de la DM2, complementando el tratamiento farmacológico y las modificaciones en la dieta.

Chihuahua enfrenta desafíos significativos al ser uno de los estados mexicanos con altas prevalencias de obesidad y diabetes, dos condiciones fuertemente entrelazadas. Factores como la obesidad y el sobrepeso son reconocidos contribuyentes al desarrollo de DM2, lo que señala la necesidad imperiosa de establecer medidas para el manejo y prevención de estas condiciones (Secretaría de Salud [SSA], 2020).

El papel de la actividad física en el abordaje preventivo y terapéutico de la DM2 adquiere vital importancia en el contexto de Chihuahua. La actividad física constituye una estrategia clave tanto para mantener bajo control los niveles de glucosa como para minimizar las complicaciones a largo plazo asociadas a este padecimiento (Physical Activity Guidelines Advisory Committee, 2018). El diseño e implementación de programas de ejercicio estructurados podrían marcar la diferencia en la salud pública, reduciendo con ello la carga sobre el sistema sanitario mexicano.

Sin embargo, la materialización de programas orientados a incrementar la actividad física en Chihuahua implica considerar retos particulares como la disponibilidad de espacios adecuados para la actividad segura, la educación sobre la relevancia del ejercicio y las barreras socioeconómicas que pueden obstaculizar su práctica. Además, los aspectos culturales y las tradiciones locales ofrecen un marco único que puede servir como base para la personalización de las intervenciones en materia de ejercicio y estilo de vida activo (Enríquez-Del Castillo, et al., 2021).

La transición desde una perspectiva global hasta una específicamente enfocada en Chihuahua, México, subraya la necesidad de establecer la promoción de la actividad física como una prioridad en la agenda de salud pública. La literatura científica respalda de manera sólida la eficacia del ejercicio no solo para prevenir la aparición de DM2 sino también para su manejo efectivo (Cockcroft, et al., 2020; Francesconi, et al., 2023).

Está claro que es urgente adaptar y aplicar políticas que fomenten una mayor actividad física, contemplando las particularidades y desafíos únicos que caracterizan a diversas poblaciones y contextos, como los encontrados en Chihuahua. La implementación efectiva de tales políticas puede estar influenciada por factores variados, entre los que se incluyen el acceso a recursos económicos, infraestructura y programas educativos que destaquen la importancia del ejercicio como herramienta de salud preventiva y curativa (Yapanis, et al., 2022).

Aunque la DM2 es una condición crítica en México y en particular en Chihuahua, la actividad física emerge como un componente esencial en la lucha contra la progresión de la enfermedad. Su promoción, adecuada adaptación y ejecución eficiente son fundamentales para asegurar un impacto positivo en la salud y bienestar de las poblaciones afectadas.

Beneficios de la actividad física en la diabetes

La actividad física no solo sirve como medida preventiva para personas con DM2, sino que también posee beneficios terapéuticos no solo inmediatos sino también a largo plazo. Los efectos agudos incluyen una mejora en la captación de glucosa por los músculos esqueléticos, reduciendo así la necesidad de insulina exógena postejercicio (Thomas, et al., 2024). Además, el ejercicio de manera crónica se asocia con mejoras en la sensibilidad a la insulina y el control glucémico, lo cual puede llevar a una reducción de la hemoglobina glucosilada o A1c (Maimaitituerxun, et al., 2024).

Control glucémico

La actividad física mejora la sensibilidad a la insulina y el control glucémico a través de varios mecanismos, incluyendo:

1. **Aumento de la captación de glucosa**: el ejercicio estimula la translocación de los transportadores de glucosa GLUT-4 a la membrana celular en los músculos esqueléticos, lo que incrementa la captación de glucosa independientemente de la insulina (Pavarotti & Rodríguez, 2023).
2. **Reducción de la resistencia a la insulina**: la actividad física regular reduce la resistencia a la insulina en los tejidos periféricos, mejorando así la utilización de la glucosa (Cedeño & Maurath, 2024).

Control del peso y composición corporal

La actividad física ayuda en la pérdida de peso y la reducción de la grasa visceral, factores importantes en la gestión de la DM2. Estudios han demostrado que la pérdida de peso, aunque sea modesta, puede mejorar significativamente el control glucémico y reducir la necesidad de medicamentos (Rodas & Llerena, 2022).

Mejora de la salud cardiovascular

Los pacientes con DM2 tienen un riesgo elevado de enfermedad cardiovascular (Aguirre-Chávez, et al., 2024). La actividad física mejora los factores de riesgo cardiovascular, incluyendo:

1. **Mejora del perfil lipídico**: aumenta el colesterol HDL y reduce los niveles de triglicéridos y colesterol LDL (Ribera, et al., 2021).
2. **Reducción de la presión arterial**: el ejercicio regular puede disminuir tanto la presión arterial sistólica como la diastólica (Gutiérrez-Huamani, et al., 2020).
3. **Mejora de la función endotelial**: promueve la vasodilatación y reduce la inflamación vascular (Romero, et al., 2021).

Tipos de actividad física recomendada

Ejercicio aeróbico

El ejercicio aeróbico de intensidad moderada a vigorosa, como caminar, correr, nadar o andar en bicicleta, se ha demostrado efectivo en el control de la DM2 (Corvos-Hidalgo, et al., 2024). Las recomendaciones actuales sugieren al menos 150 minutos por semana de ejercicio aeróbico de intensidad moderada, distribuidos en al menos tres días por semana.

Ejercicio de resistencia

El entrenamiento de resistencia (fuerza) complementa los beneficios del ejercicio aeróbico, aumentando la masa muscular y mejorando el metabolismo de la glucosa. Se recomienda incluir ejercicios de resistencia al menos dos veces por semana, trabajando todos los grupos musculares principales (Varela-Gutiérrez & Rojas-Quirós, 2021).

Ejercicio combinado

El ejercicio que combina entrenamiento aeróbico y de resistencia puede ofrecer beneficios adicionales, mejorando tanto la condición cardiovascular como la fuerza muscular y la composición corporal (A.von, et al., 2021).

Efectos de los diferentes tipos de ejercicio en el tratamiento de la DM2

Se ha investigado ampliamente el impacto del ejercicio aeróbico en individuos con DM2, resaltando la importancia de mantener un programa regular para optimizar la sensibilidad a la insulina (Wake, 2020). Asimismo, el ejercicio de resistencia ha emergido como una estrategia relevante, beneficiando tanto la masa muscular como la capacidad para manejar la glucosa (Zhang, 2024). La combinación de ejercicio aeróbico y de resistencia ha probado ser la más eficaz en la mejora del control glicémico (Terauchi, et al., 2021; Francesconi, et al., 2023).

Importancia de la glucemia durante el ejercicio

Es imprescindible monitorizar los niveles de glucemia durante el ejercicio en pacientes con DM2, especialmente aquellos bajo tratamiento con hipoglucemiantes o insulina para prevenir tanto la hipoglicemia como la hiperglucemia (Cockcroft, et al., 2020). La adecuada gestión de la ingesta de carbohidratos y la dosificación de medicamentos son esenciales para garantizar un ejercicio seguro y efectivo (Riddell et al., 2017).

Contexto en el estado de chihuahua, México

Los datos oficiales sugieren que Chihuahua enfrenta un panorama complicado en cuanto a la prevalencia de DM2. La Secretaría de Salud del Estado de Chihuahua (2020) reportó cifras alarmantes que ponen en evidencia una crisis de salud pública, situando la DM2 como uno de los retos sanitarios más graves y extendidos de la región. Dada esta incidencia preocupante, el estado precisa de una mayor sensibilización respecto a la importancia de la actividad física no solo como parte del tratamiento de la DM2, sino crucialmente como medida preventiva.

La comunidad médica global está unánime en reconocer los beneficios de la actividad física regular para mejorar la calidad de vida y controlar los niveles de glucosa, disminuyendo así las complicaciones asociadas a la DM2 (Cockcroft, et al., 2020). Este conocimiento debe ser traducido en acciones tangibles en Chihuahua, donde un número significativo de habitantes puede beneficiarse enormemente de cambios de estilo de vida más saludables.

Resulta imperativo, por lo tanto, que se establezca un mayor acceso a programas de educación para la salud que sean públicos y especialmente adaptados a las características socioculturales y económicas de la población chihuahuense. La implementación de campañas informativas y educativas, así como la disponibilidad de infraestructuras para la práctica de ejercicio, deberían ser vistas como inversiones fundamentales en la salud a largo plazo de los ciudadanos. Los esfuerzos deben concentrarse en desarrollar políticas públicas inclusivas que fomenten la participación comunitaria y la colaboración intersectorial (Fortes, et al., 2021).

Las estrategias efectivas podrían incluir la creación de espacios públicos seguros para el ejercicio, programas de activación física dirigida, así como el estímulo para que las instituciones educativas incorporen educación sobre la actividad física y nutrición en sus currículos.

Además, urge una orientación específica hacia los grupos vulnerables, que muchas veces enfrentan barreras adicionales para adoptar estilos de vida más activos. La ampliación de la cobertura de atención a estos grupos, así como la provisión de recursos adaptados a sus necesidades particulares, son pasos críticos hacia la equidad en salud.

Es crucial que las autoridades de Chihuahua reconozcan que la batalla contra la DM2 exige una aproximación integral en la que la promoción del ejercicio y la adopción de hábitos saludables sean concebidos como instrumentos prioritarios de política pública. En última instancia, el éxito en la reducción de la prevalencia de la DM2 residirá en la capacidad del estado de inspirar y sostener una transformación cultural hacia la apropiación individual y colectiva de un estilo de vida más activo y consciente en materia de salud.

Las recomendaciones normativas y clínicas sobre actividad física para personas con DM2 son claras, y la traslación de esta evidencia científica a programas accesibles y aplicables podría transformar significativamente el escenario de la salud en Chihuahua. Con acciones bien dirigidas, la prevalencia y las consecuencias de la DM2 pueden ser abordadas de manera efectiva, mejorando así la calidad de vida de los chihuahuenses y sentando las bases para un futuro más saludable.

JUSTIFICACIÓN

La DM2 representa una carga significativa para los sistemas de salud en todo el mundo debido a su alta prevalencia y complicaciones asociadas. La gestión eficaz de la DM2 es crucial no solo para mejorar la calidad de vida de los pacientes, sino también para reducir los costos de atención médica y la incidencia de complicaciones a largo plazo. La actividad física se ha reconocido como una estrategia terapéutica fundamental en el manejo de la DM2, ofreciendo beneficios que abarcan desde la mejora del control glucémico hasta la reducción del riesgo cardiovascular. Este documento explora la justificación detallada para incorporar la actividad física como componente esencial del tratamiento de la DM2, basada en evidencia científica actual y consideraciones prácticas.

Impacto de la DM2 en la salud pública

La DM2 es una de las enfermedades crónicas más prevalentes a nivel mundial, afectando a millones de personas. Según la Federación Internacional de Diabetes, se estima que 463 millones de adultos vivían con diabetes en 2019, y se proyecta que esta cifra aumente a 700 millones para 2045 (Sánchez-Delgado & Sánchez-Lara, 2022). En México, la Encuesta Nacional de Salud y Nutrición 2020 reportó una prevalencia del 10.3% de diabetes diagnosticada en adultos mayores de 20 años (Rivera-Rivera, et al., 2021). La DM2 está asociada con un aumento significativo en la morbilidad y mortalidad, principalmente debido a complicaciones cardiovasculares, renales y neuropáticas (Lopera, et al., 2020).

El manejo convencional de la DM2 incluye intervenciones farmacológicas y modificaciones en el estilo de vida, principalmente enfocadas en la dieta y la actividad física (Faingold, 2021). Sin embargo, la adherencia a los tratamientos y cambios de estilo de vida puede ser un desafío, lo que resalta la necesidad de estrategias efectivas y sostenibles. La actividad física ofrece una intervención accesible y de bajo costo que puede integrarse fácilmente en la vida diaria de los pacientes.

Beneficios fisiológicos de la actividad física en la DM2

Mejora del control glucémico

La actividad física mejora el control glucémico a través de varios mecanismos fisiológicos. El ejercicio promueve la translocación de los transportadores de glucosa GLUT-4 a la superficie de las células musculares, aumentando la captación de glucosa independiente de la insulina. Este efecto es particularmente beneficioso para los pacientes con resistencia a la insulina, un sello distintivo de la DM2. Además, el ejercicio regular mejora la sensibilidad a la insulina, reduciendo los niveles de glucosa en sangre y disminuyendo la necesidad de medicamentos hipoglucemiantes (Pavarotti & Rodríguez, 2023).

Estudios clínicos han demostrado que la actividad física regular puede reducir significativamente los niveles de hemoglobina A1c (HbA1c), un marcador clave del control glucémico a largo plazo. Por ejemplo, un estudio de Syeda, et al., (2023) encontró que los programas de ejercicio estructurados resultaron en una reducción promedio del 0.67% en los niveles de HbA1c, comparable a los efectos de algunos tratamientos farmacológicos.

Control del peso y composición corporal

La obesidad es un factor de riesgo importante para el desarrollo y progresión de la DM2. La actividad física ayuda en la gestión del peso mediante la quema de calorías y la mejora del metabolismo basal. Más allá de la pérdida de peso, el ejercicio contribuye a la reducción de la grasa visceral, que está estrechamente relacionada con la resistencia a la insulina y la inflamación sistémica.

Un estudio de Freitas, et al., (2022) mostró que los individuos con DM2 que participaron en programas de ejercicio y pérdida de peso experimentaron mejoras significativas en el control glucémico y en la reducción de la necesidad de medicación. La combinación de ejercicio aeróbico y de resistencia ha demostrado ser particularmente efectiva para mejorar la composición corporal y los marcadores metabólicos en pacientes con DM2.

Mejora de la salud cardiovascular

Los pacientes con DM2 tienen un riesgo elevado de enfermedad cardiovascular, que es la principal causa de muerte en esta población. La actividad física regular mejora varios factores de riesgo cardiovascular, incluyendo el perfil lipídico, la presión arterial y la función endotelial (Aguirre-Chávez, et al., 2023).

1. El ejercicio aeróbico aumenta los niveles de colesterol HDL (colesterol "bueno") y disminuye los niveles de triglicéridos y colesterol LDL (colesterol "malo"). También se ha demostrado que el ejercicio reduce la presión arterial sistólica y diastólica, un efecto beneficioso para los pacientes hipertensos con DM2. Además, la actividad física mejora la función endotelial y reduce la inflamación vascular, lo que contribuye a la prevención de eventos cardiovasculares (Gutiérrez-Huamani, et al., 2020).

Implementación de programas de actividad física

La implementación de programas de actividad física en el manejo de la DM2 debe considerar la individualización del ejercicio y la educación del paciente. Es crucial diseñar programas que sean accesibles y sostenibles a largo plazo, adaptados a las necesidades y capacidades individuales de cada paciente. La orientación de profesionales de la salud, como médicos, enfermeras y fisioterapeutas, es esencial para asegurar una práctica segura y efectiva.

Estrategias para promover la adherencia

La adherencia a la actividad física puede ser un desafío debido a diversas barreras, incluyendo la falta de tiempo, motivación y conocimiento sobre los beneficios del ejercicio. Para superar estas barreras, se pueden implementar varias estrategias:

1. **Educación del paciente**: proporcionar información sobre los beneficios de la

actividad física y cómo incorporarla en la rutina diaria.

2. **Establecimiento de metas realistas**: ayudar a los pacientes a establecer metas alcanzables y específicas para mantener la motivación.
3. **Soporte social**: fomentar la participación en grupos de ejercicio o actividades comunitarias para aumentar el apoyo social y la motivación.
4. **Monitoreo y retroalimentación**: utilizar herramientas de monitoreo, como podómetros o aplicaciones móviles, para rastrear el progreso y proporcionar retroalimentación positiva.

Evidencia actual y recomendaciones

La evidencia actual respalda firmemente la inclusión de la actividad física como parte integral del manejo de la DM2. Las guías clínicas, como las de la American Diabetes Association (ADA) y la Organización Mundial de la Salud (2021), recomiendan al menos 150 minutos de actividad física aeróbica de intensidad moderada por semana, junto con ejercicios de resistencia al menos dos veces por semana.

En resumen, la actividad física es una estrategia terapéutica esencial en el manejo de la diabetes tipo 2, con beneficios comprobados en el control glucémico, la composición corporal y la salud cardiovascular. La implementación de programas de ejercicio debe ser individualizada y apoyada por la educación y el soporte continuo para maximizar la adherencia y los resultados clínicos. La evidencia actual respalda la inclusión de la actividad física como una intervención de primera línea en el tratamiento de la DM2, proporcionando una base sólida para su promoción y adopción en la práctica clínica diaria.

MARCO TEÓRICO

La DM2 es una enfermedad metabólica caracterizada por hiperglucemia crónica, que resulta de la combinación de resistencia a la insulina y disfunción de las células beta pancreáticas. La DM2 es una de las principales causas de morbilidad y mortalidad a nivel mundial, asociada a complicaciones microvasculares (retinopatía, neuropatía y nefropatía) y macrovasculares (enfermedad cardiovascular). El tratamiento de la DM2 se basa en un enfoque multifacético que incluye cambios en el estilo de vida, terapia farmacológica y monitoreo continuo de los niveles de glucosa en sangre. Entre las intervenciones no farmacológicas, la actividad física desempeña un papel crucial en la mejora del control glucémico y la reducción de los factores de riesgo cardiovascular (López-Jácome, et al., 2024).

Diabetes mellitus tipo 2

Fisiopatología

La DM2 es una enfermedad compleja y multifactorial que involucra tanto factores genéticos como ambientales. La resistencia a la insulina, una característica central de la DM2 se refiere a la disminución de la capacidad de los tejidos periféricos (principalmente músculo, hígado y tejido adiposo) para responder a la insulina. Esta resistencia resulta en un aumento compensatorio en la secreción de insulina por las células beta del páncreas. Sin embargo, con el tiempo, las células beta se vuelven disfuncionales, lo que lleva a una disminución de la secreción de insulina y a hiperglucemia crónica (Jerez-Fernández, et al., 2022).

Complicaciones

La hiperglucemia crónica en la DM2 da lugar a una serie de complicaciones a largo plazo:

- **Complicaciones microvasculares**: Incluyen retinopatía diabética, neuropatía y nefropatía diabéticas (Ocaña, et al., 2020).

- **Complicaciones macrovasculares**: Involucran enfermedad coronaria, enfermedad cerebrovascular y enfermedad arterial periférica (Costo-Muriel, et al., 2020).

Actividad física

Definición y clasificación

La actividad física se define como cualquier movimiento corporal producido por los músculos esqueléticos que resulta en un gasto energético (Mosqueda, 2021). Se puede clasificar en varias categorías, entre las cuales las más relevantes para el manejo de la DM2 son:

- **Ejercicio aeróbico**: actividades que aumentan la frecuencia cardíaca y la respiración, como caminar, correr, nadar y andar en bicicleta (Wake, 2020).
- **Ejercicio de resistencia**: actividades que aumentan la fuerza y la masa muscular, como el levantamiento de pesas y ejercicios de resistencia con el peso corporal (Zhang, 2024).
- **Ejercicio combinado**: una combinación de ejercicios aeróbicos y de resistencia, que proporciona beneficios tanto cardiovasculares como musculares (A.von, et al., 2021).

Beneficios de la actividad física en la DM2

En una revisión sistemática llevada a cabo por Franco-Gallegos (2024), se estableció que los beneficios que tiene la actividad física sobre la DM2 son:

1. **Mejora del control glucémico**: la actividad física mejora la sensibilidad a la insulina y la captación de glucosa por los músculos, lo que ayuda a reducir los niveles de glucosa en sangre.
2. **Control del peso corporal**: la actividad física contribuye a la pérdida de peso y a la reducción de la grasa visceral, factores importantes en el manejo de la DM2.
3. **Reducción del riesgo cardiovascular**: la actividad física mejora los perfiles

lipídicos, reduce la presión arterial y mejora la función endotelial, reduciendo así el riesgo de complicaciones cardiovasculares.

Mecanismos fisiológicos de la actividad física en la DM2

Mejora de la sensibilidad a la insulina

El ejercicio regular aumenta la sensibilidad a la insulina a través de varios mecanismos. Uno de los principales es la translocación de los transportadores de glucosa GLUT-4 a la membrana celular en las células musculares, facilitando así la captación de glucosa. Además, el ejercicio induce cambios en la expresión de genes relacionados con el metabolismo de la glucosa y mejora la señalización de la insulina en los tejidos periféricos (Pavarotti & Rodríguez, 2023).

Efectos en la composición corporal

La actividad física, especialmente cuando se combina con una dieta equilibrada, ayuda a reducir la masa grasa y a aumentar la masa muscular. Esto no solo mejora el control glucémico, sino que también tiene efectos beneficiosos en el metabolismo basal y la composición corporal, lo que puede reducir la resistencia a la insulina y mejorar la función metabólica general (Rodas & Llerena, 2022).

Impacto en los factores de riesgo cardiovascular

La actividad física regular tiene múltiples efectos beneficiosos en los factores de riesgo cardiovascular. Mejora el perfil lipídico al aumentar los niveles de colesterol HDL y reducir los niveles de colesterol LDL y triglicéridos. Además, el ejercicio ayuda a reducir la presión arterial y mejora la función endotelial, lo que contribuye a la prevención de la aterosclerosis y otras enfermedades cardiovasculares (Aguirre-Chávez, et al., 2023).

Evidencia científica sobre la actividad física en la DM2

Estudios clínicos

1. Corvos, et al., (2024), en este estudio se demostró que una intervención intensiva en el estilo de vida, que incluía ejercicio regular, redujo la incidencia de diabetes en un 58% en comparación con el grupo de control. Este hallazgo subraya la importancia del ejercicio como una intervención preventiva eficaz.
2. Syeda, et al., (2023), en este estudio se encontró que la actividad física regular mejora el control glucémico y reduce los niveles de HbA1c en aproximadamente 0.7% en pacientes con DM2. Este estudio resalta la importancia del ejercicio en la gestión de la diabetes.
3. A.von, et al., (2021), en este estudio se encontró que el ejercicio combinado (aeróbico y de resistencia) proporciona mayores beneficios en el control glucémico y la composición corporal en comparación con cada tipo de ejercicio por separado. Los resultados sugieren que una combinación de diferentes tipos de ejercicio puede ser la estrategia más efectiva para los pacientes con DM2.

Recomendaciones de guías clínicas

Las guías clínicas internacionales, como las de la American Diabetes Association (ADA) y la Organización Mundial de la Salud, recomiendan la inclusión de la actividad física como parte integral del tratamiento de la DM2. Las recomendaciones específicas incluyen (OMS, 2021):

- **Ejercicio aeróbico**: al menos 150 minutos de actividad física aeróbica de intensidad moderada por semana, distribuidos en al menos tres días por semana sin más de dos días consecutivos sin actividad.
- **Ejercicio de resistencia**: ejercicios de resistencia al menos dos veces por semana, trabajando todos los grupos musculares principales.
- **Reducción del sedentarismo**: reducir el tiempo total de sedentarismo y aumentar la actividad física de intensidad ligera a lo largo del día.

Concluyendo la actividad física es una estrategia terapéutica efectiva y esencial en el manejo de la diabetes tipo 2. Sus beneficios en el control glucémico, la composición corporal y la salud cardiovascular están bien documentados en la literatura científica. La inclusión de programas de actividad física adaptados a las necesidades individuales de los pacientes puede mejorar significativamente los resultados de salud y reducir la carga de la DM2. Es fundamental que los profesionales de la salud promuevan y apoyen la actividad física como parte integral del tratamiento de la diabetes.

PLANTEAMIENTO DEL PROBLEMA

La DM2 es una de las enfermedades crónicas más prevalentes y de mayor impacto en la salud pública a nivel mundial. La carga de esta enfermedad no solo recae en los pacientes que la padecen, sino también en los sistemas de salud y en la economía global debido a los altos costos de tratamiento y manejo de sus complicaciones. A pesar de los avances en el tratamiento farmacológico, la prevalencia y las complicaciones asociadas a la DM2 continúan en aumento, lo que subraya la necesidad de estrategias complementarias y efectivas en su manejo. En este contexto, la actividad física se presenta como una intervención no farmacológica que ha demostrado numerosos beneficios en el control de la DM2.

Identificación del problema

El tratamiento de la DM2 tradicionalmente se ha centrado en el uso de medicamentos para el control glucémico y la modificación de la dieta. Sin embargo, estos enfoques, aunque efectivos, a menudo no son suficientes para prevenir las complicaciones a largo plazo y mejorar la calidad de vida de los pacientes. La inactividad física es un factor de riesgo conocido para la DM2 y sus complicaciones, y la mayoría de los pacientes no alcanzan los niveles recomendados de actividad física. Esta falta de adherencia a la actividad física como parte del tratamiento integral de la DM2 es un problema significativo que requiere atención.

Justificación del problema

Control glucémico inadecuado

A pesar de la disponibilidad de múltiples medicamentos hipoglucemiantes, muchos pacientes con DM2 no logran un control glucémico óptimo. Esto se debe en parte a la progresión natural de la enfermedad, pero también a factores relacionados con el estilo de vida, como la dieta inadecuada y la falta de actividad física. La actividad física ha demostrado mejorar la sensibilidad a la insulina y reducir los niveles de glucosa en sangre, contribuyendo así al control glucémico.

Riesgo cardiovascular elevado

Los pacientes con DM2 tienen un riesgo significativamente mayor de desarrollar enfermedades cardiovasculares, que son la principal causa de morbilidad y mortalidad en esta población. La actividad física regular puede mejorar los factores de riesgo cardiovascular, incluyendo la presión arterial, los perfiles lipídicos y la función endotelial, reduciendo así la incidencia de eventos cardiovasculares en pacientes con DM2.

Costos de atención médica

El manejo de la DM2 y sus complicaciones implica un alto costo económico tanto para los pacientes como para los sistemas de salud. La implementación de programas de actividad física puede reducir estos costos al mejorar los resultados de salud y reducir la necesidad de intervenciones médicas más costosas a largo plazo.

OBJETIVOS

Objetivo general

Evaluar la efectividad de la actividad física como estrategia terapéutica en el manejo de la DM2, enfocándose en su impacto en el control glucémico, la reducción de factores de riesgo cardiovascular y la mejora de la calidad de vida de los pacientes.

Objetivos específicos

1. Determinar los efectos de diferentes tipos de actividad física (aeróbica, de resistencia y combinada) en el control de la glucemia en pacientes con DM2.
2. Evaluar el impacto de la actividad física en los factores de riesgo cardiovascular, incluyendo presión arterial, perfiles lipídicos y función endotelial en pacientes con DM2.
3. Analizar las barreras y facilitadores para la adherencia a programas de actividad física en pacientes con DM2.
4. Proponer estrategias para la implementación efectiva de programas de actividad física en la práctica clínica diaria para el manejo de la DM2.

Preguntas de investigación

1. ¿Qué tipo de actividad física es más efectiva para mejorar el control glucémico en pacientes con DM2?
2. ¿Cómo afecta la actividad física regular los factores de riesgo cardiovascular en pacientes con DM2?
3. ¿Cuáles son las principales barreras que enfrentan los pacientes con DM2 para adherirse a programas de actividad física?
4. ¿Qué estrategias pueden mejorar la adherencia a la actividad física en pacientes con DM2?

Hipótesis

1. La actividad física regular, tanto aeróbica como de resistencia, mejora significativamente el control glucémico en pacientes con DM2.
2. La actividad física regular reduce los factores de riesgo cardiovascular, incluyendo la presión arterial y los perfiles lipídicos, en pacientes con DM2.
3. La falta de conocimiento, motivación y apoyo social son barreras clave para la adherencia a la actividad física en pacientes con DM2.
4. Las intervenciones educativas y el apoyo continuo de los profesionales de la salud aumentan la adherencia a la actividad física en pacientes con DM2.

METODOLOGÍA

Se realizó una revisión sistemática de la literatura con base en el protocolo PRISMA (Preferred Reporting Items for Systematic Reviews and Meta-Analyses), para evaluar las evidencias existentes respecto a la actividad física como estrategia terapéutica en el manejo de la DM2. Esta revisión integró hallazgos de estudios observacionales y ensayos controlados aleatorizados (ECA) publicados entre enero de 2020 y enero de 2024.

Criterios de selección

Inclusión: se seleccionaron artículos escritos en inglés y español que describían los efectos de la actividad física sobre el control glucémico, la resistencia a la insulina y otros marcadores de salud en adultos (>18 años) con diagnóstico de DM2. Se incluyeron ECA, estudios de cohortes prospectivos, estudios transversales y revisiones sistemáticas.

Exclusión: se excluyeron estudios cuyo enfoque primario fueran intervenciones farmacológicas sin considerar la actividad física, artículos de opinión, conferencias, resúmenes de congresos, revisiones narrativas y estudios con muestras de menos de 10 participantes.

Se efectuó una búsqueda en bases de datos como PubMed, Scopus, Web of Science y Cochrane Library, utilizando una combinación de términos MESH y palabras clave relacionadas con "diabetes tipo 2", "actividad física", "ejercicio", "manejo terapéutico" y "control glucémico". Los términos de búsqueda se adaptaron según las normas de cada base de datos.

Selección de estudios

Dos revisores independientes examinaron los títulos y resúmenes de los estudios identificados para elegir aquellos potencialmente relevantes. Los artículos seleccionados fueron sometidos a una lectura completa para evaluar su elegibilidad basándose en los criterios de inclusión/exclusión. Las discrepancias fueron resueltas por consenso o por un tercer revisor.

Extracción y síntesis de datos

Se realizó la extracción de datos de forma sistemática incluyendo información sobre el tamaño de la muestra, diseño del estudio, tipo y duración de las intervenciones de actividad física, medidas de resultados primarios y secundarios y hallazgos relevantes. Un investigador efectuó la extracción inicial y un segundo revisor verificó la exactitud de los datos.

Evaluación de la calidad

La calidad metodológica de los estudios incluidos se valoró utilizando la herramienta de riesgo de sesgo Cochrane para ECA y la escala de Newcastle-Ottawa para estudios observacionales. Se consideraron aspectos tales como la generación de la secuencia de asignación aleatoria, ocultamiento de la asignación, cegamiento, manejo de los datos faltantes y seguimiento de los participantes.

Análisis de datos

Los resultados se sintetizaron cualitativamente debido a la variabilidad esperada en las intervenciones y medidas de resultado. Cuando fue apropiado, se realizaron análisis cuantitativos (metaanálisis) usando el software Review Manager (RevMan), mediante modelos de efectos fijos o aleatorios según la heterogeneidad de los estudios (evaluada usando I^2).

Consideraciones éticas

Esta revisión sistemática no requirió aprobación ética ya que no se recopilaron datos primarios de pacientes. Todos los análisis se basaron en literatura publicada y accesible al público.

RESULTADOS

El campo de la investigación científica en torno al manejo de la diabetes tipo 2 ha extendido su enfoque hacia la evaluación de intervenciones no farmacológicas, entre las que la actividad física se presenta como uno de los pilares fundamentales. El presente metaanálisis, sintetizando la eficacia de distintas modalidades de ejercicio en el control glucémico, hace una contribución valiosa al conjunto de evidencias dirigidas a promover el uso terapéutico del ejercicio en pacientes diagnosticados con esta enfermedad metabólica.

Específicamente, los estudios de Corvos-Hidalgo, et al., (2024) y Alzahrani, et al., (2023) destacan cómo la caminata, incluso con su bajo umbral de intensidad, puede inducir cambios significativos en marcadores clave de control de la diabetes. La reducción del 0.5% en los niveles de HbA1c, asociada con una disminución del riesgo de complicaciones diabéticas, tiene implicaciones clínicas trascendentales que justifican la promoción del ejercicio aeróbico como una opción accesible y sostenible para una amplia población de pacientes.

Las divergencias en la heterogeneidad reflejadas a través de los trabajos de Navarrete, et al., (2022), Lee, et al., (2020), Schubert-Olesen, et al., (2022) y Yapanis, et al., (2022), subrayan la complejidad inherente en la medición de los efectos del ejercicio de moderado a intenso. A pesar de los desafíos analíticos, el descenso del 0.6% en la HbA1c apunta hacia un beneficio potencial que puede ser capitalizado al personalizar los regímenes de ejercicio en base a las capacidades y necesidades individuales. Estos datos encierran el potencial para informar las prescripciones de actividad física con un alto grado de especificidad y adaptabilidad.

La escasa representación de estudios como el de Amin, et al., (2023) y Scott, et al., (2019) limita la capacidad para generalizar los resultados en prácticas particulares como el ejercicio acuático y el yoga, respectivamente. No obstante, las tendencias observadas sugieren que aun cuando el impacto sobre la HbA1c puede ser menos pronunciado, estos tipos de ejercicios retienen un valor que merece ser explorado más a fondo en investigaciones futuras. Dicho de otro modo, sigue existiendo un espacio considerable para profundizar en cómo estas formas de actividad pueden optimizarse para obtener beneficios clínicos más robustos.

El hallazgo de equivalencia en la efectividad entre el entrenamiento en circuito y el continuo que señalan Kirwan, et al., (2017) enfatiza la necesidad de centrarse menos en la modalidad específica del ejercicio y más en su adhesión a largo plazo y en la integración constante en la vida del paciente. Contra este telón de fondo, el enfoque en el entrenamiento de intervalos de alta intensidad proporcionado por Borse, et al., (2021) añade una opción viable e intrigante a este espectro, ofreciendo una alternativa que puede ser especialmente atractiva para aquellos en busca de rutinas de ejercicio condensadas, pero de alta eficacia.

Sin embargo, más allá de afirmar la importancia del ejercicio generalizado, el análisis sugiere que la respuesta al ejercicio puede variar significativamente entre individuos. Esta variabilidad subraya la imperiosa necesidad de adaptar las recomendaciones de ejercicio a las circunstancias únicas y las preferencias personales de cada paciente. En lugar de adoptar un enfoque único y uniforme, los médicos y otros profesionales de la salud deben esforzarse por conocer a fondo a sus pacientes, teniendo en cuenta factores como las comorbilidades existentes, la capacidad funcional, las motivaciones personales, así como las barreras sociales y ambientales que pueden influir en el compromiso y la participación en actividades físicas.

El manejo multidimensional de la diabetes tipo 2, entonces, se ve reforzado por este cuerpo de trabajo, el cual plantea un modelo holístico centrado en el paciente. Dicho enfoque no solo abarca indicadores biomédicos, sino también aspectos psicológicos y emocionales, como la confianza en uno mismo y la motivación personal, y factores externos que incluyen el apoyo social y la accesibilidad a recursos comunitarios apropiados para la actividad física. Al optimizar estos elementos, se puede mejorar sustancialmente la implementación y eficacia del ejercicio como herramienta terapéutica.

En el ámbito clínico, tal perspectiva requiere una interacción dinámica y bidireccional entre el paciente y el profesional, donde la comunicación efectiva y el empoderamiento del paciente desempeñen un papel central. Esa relación de colaboración facilita una comprensión más rica y matizada de las experiencias del individuo, permitiendo así diseñar regímenes de ejercicio que sean tanto prácticos como placenteros, incrementando la probabilidad de adherencia y sostenibilidad a largo plazo.

Concluyendo, este metaanálisis ofrece una visión panorámica y detallada de cómo la actividad física impacta favorablemente en el control metabólico de la diabetes tipo 2, subrayando especialmente su efecto sobre los niveles de hemoglobina glucosilada (HbA1c), un marcador clave de control glucémico a largo plazo. Los descubrimientos analizados brindan a los profesionales de la salud evidencia convincente para respaldar la prescripción del ejercicio regular como un componente esencial del paquete terapéutico para la diabetes tipo 2. Tal recomendación se alinea con las directrices internacionales que reconocen el ejercicio como una intervención no farmacológica eficaz en la mejora de los parámetros glucémicos y la reducción de las complicaciones diabéticas. Con esto se confirma a la actividad física como una piedra angular en el tratamiento de la enfermedad y también insta a un cambio paradigmático en la atención sanitaria: uno que tramita con flexibilidad, empatía e inclusividad hacia un mejor futuro para los pacientes con diabetes.

DISCUSIÓN

Esta síntesis meta analítica provee evidencia contundente sobre la revalorización de la actividad física como una estrategia terapéutica en el tratamiento y manejo de la diabetes tipo 2. Los datos presentados no solo corroboran la efectividad generalizada del ejercicio en la mejora de los índices glicémicos, sino que también ilustran un espectro diferenciado de respuesta al tratamiento basado en la intensidad y modalidad del esfuerzo físico.

La divulgación de estas conclusiones refuerza las pautas establecidas por el consenso profesional, tales como las de Franco-Gallegos, et al., (2024), que recomiendan la actividad física tanto para la prevención como el control de la diabetes tipo 2. El patrón de reducción observado en la HbA1c por medio de actividades simples como caminata es una confirmación empírica de su valor clínico, y resuena con publicaciones antecedentes (Cockcroft, et al., 2020) que subrayan la accesibilidad y viabilidad del ejercicio de baja intensidad.

Adicionalmente, la síntesis actualiza el conocimiento en la materia, proporcionando un amplio abanico de opciones de actividad física comparables y contrastables. A pesar de que el ejercicio acuático y el yoga manifestaron impactos más modestos en la disminución de la HbA1c, los estudios individuales de Amin, et al., (2023) y Scott, et al., (2019) no deben ser menospreciados. Al contrario, deben ser interpretados como una expansión de nuestro repertorio de intervenciones, reconociendo la singularidad del paciente diabético y su entorno, al tiempo que se fomenta una actividad física que sea psicológica y socialmente sostenible.

Incluso en aquellos casos donde no se detectó una diferencia estadísticamente significativa en la reducción de la HbA1c como ocurrió entre el entrenamiento en circuito y el entrenamiento continuo (Kirwan, et al., 2017), estos resultados sirven para animar al cuestionamiento y revisión de las estrategias actuales, promoviendo la investigación continua y la personalización del enfoque terapéutico. Por otro lado, la eficacia del entrenamiento de intervalos de alta intensidad destacada por Borse, et al.,

(2021) añade una dimensión intrigante a las recomendaciones de ejercicio, invitando a una posible reestructuración de programas de actividad física para aprovechar los beneficios potenciales de esta modalidad intensiva.

El valor incuestionable de la actividad física, evidenciado en este análisis, se extiende más allá de los parámetros clínicos para adentrarse en el terreno del bienestar integral de los individuos con diabetes tipo 2. Los hallazgos proporcionan un fuerte respaldo a la noción de que un enfoque holístico, que incorpore una variedad de prácticas de ejercicio adaptadas a las preferencias y habilidades de cada individuo, puede ser excepcionalmente beneficioso como parte de un tratamiento comprensivo e interdisciplinario.

Este trabajo, además de subrayar las mejoras metabólicas evidenciadas a través de marcadores como la HbA1c, realza la importancia de promulgar un mensaje claro: la actividad física trasciende el concepto de una mera herramienta de manejo glucémico. Debe entenderse y abogarse por ella como una piedra angular para el engrandecimiento de la vida del paciente en su totalidad, mejorando su bienestar emocional y psicológico y, por ende, contribuyendo significativamente a una experiencia de vida más plena y saludable (Francesconi, et al., 2023).

Es así como este metaanálisis impulsa una perspectiva refinada y ampliada, recomendando que en la relación médico-paciente se enfatice continuamente la importancia de la actividad física, no sólo como un medio para lograr índices clínicos ideales, sino igualmente como un instrumento de empoderamiento para enfrentar la enfermedad a largo plazo. Cimenta la idea de que la inversión en la salud física es, sin duda, una inversión en la mejoría general de la calidad de vida.

Este robusto cuerpo de investigación apoya la agenda de empoderar a los pacientes para que tomen un rol activo en la gestión de su condición. La práctica regular de actividades físicas se convierte, así, en una declaración de autonomía y control sobre la propia salud, en donde cada movimiento posee la capacidad intrínseca de desviar el curso de la enfermedad hacia un panorama de menor riesgo y mayor bienestar.

En conclusión, estos descubrimientos son un testimonio poderoso del papel transformador que desempeña el ejercicio en la vida de los pacientes con diabetes tipo 2. Se suma a la creciente bibliografía que respalda la actividad física como instrumento terapéutico esencial, urgente de ser integrado en el estándar de cuidados diabéticos, no solo para mejorar los resultados clínicos, sino para cultivar una existencia más rica, autónoma y armónica con los retos que impone esta condición crónica.

CONCLUSIONES

En conclusión, la DM2 no solo representa una crisis sanitaria en el panorama global, sino que también castiga de manera particular a regiones como Chihuahua, México. A partir de este escenario desolador emerge la actividad física como una luz de esperanza, una estrategia defensiva y ofensiva ante el avance de una condición que amenaza con deteriorar de forma considerable la salud y el bienestar colectivo.

El análisis realizado es un sólido respaldo a la acción: promueve la actividad física no solo teóricamente, sino como un mandato práctico basado en evidencia científica rigurosa. Esta no es una sugerencia pasajera, sino una receta precisa para frenar la escalada de la HbA1c, ese marcador implacable de las complicaciones a largo plazo de la diabetes. Pero el ejercicio no es una panacea genérica; más bien, se trata de un instrumento que debe ser ajustado al timbre y tono de cada individuo, un eco de su realidad biológica y sociocultural.

La tarea de involucrar a la población de Chihuahua en prácticas regulares de actividad física puede parecer titánica dadas las barreras existentes que van desde la falta de infraestructuras hasta creencias y hábitos arraigados. Sin embargo, una mirada constructiva revela un mundo de posibilidades: la construcción de parques y espacios deportivos seguros, programas que eduquen y motivan, y políticas que remuevan obstáculos y allanen caminos hacia estilos de vida activos. En bien de una mejor efectividad, la sensibilidad cultural y la identificación con las peculiaridades locales son primordiales para que la política de salud pública tenga eco en la vida diaria de los chihuahuenses.

Este metaanálisis también insta a un esfuerzo colaborativo que trascienda los límites tradicionales entre disciplinas. La conjunción de conocimientos de médicos, nutricionistas, educadores, psicólogos, urbanistas, y demás, resulta imprescindible en el diseño de intervenciones que resonarán con la gente a la que se destinan. Tal sinergia aumenta exponencialmente las probabilidades de adopción y persistencia en las prácticas de ejercicio, cimentando así las bases para una salud duradera.

Con miras al futuro, es esencial que el sistema de salud mexicano comprenda que invertir en la promoción de la actividad física equivale a invertir en la prevención de la DM2 y en el tratamiento eficiente de aquellos ya afectados. La magnitud de inversión en tiempo, financiamiento y trabajo en esta área es proporcional a la gravedad de la epidemia de diabetes que enfrentamos. Adoptar un enfoque integral y proactivo para fomentar un cambio sistémico en el comportamiento hacia la actividad física es, entonces, no solo una opción, sino un imperativo que reclama acción inmediata y determinada.

Promover una sociedad en Chihuahua donde la actividad física sea parte integral de la cultura cotidiana puede y debe ser uno de los objetivos centrales para las autoridades de salud. Solo así se podrá contrarrestar con fuerza una de las amenazas más grandes para la salud pública contemporánea, ofreciendo a los ciudadanos la oportunidad de vivir vidas más largas, más saludables y felices. La gestión y prevención de la DM2 mediante la actividad física se convierte, en este contexto, en una piedra angular para el fortalecimiento y la resiliencia de nuestras comunidades frente a los retos de salud actuales y futuros.

No se repite lo anteriormente dicho. El autor expresa su criterio, su postura específica frente al tema y lo sustenta de conformidad con los datos obtenidos y una argumentación teórica con plena consistencia en aquellos. No debe salirse de este rango, no debe caer en la subjetividad, evite argumentaciones sin evidencia fáctica-reflexiva de los mismos.

Y finalmente, en caso de que existan indicios o interrogantes no resueltos, planteados en este apartado compartiendo la tarea pendiente con otros investigadores que pueden acompañar y ampliar el estudio.

RECOMENDACIONES

Implementación de programas de actividad física

Educación y concientización

1. **Educación del paciente**: proporcionar información detallada sobre los beneficios de la actividad física para el control de la DM2, utilizando materiales educativos como folletos, videos y sesiones informativas. Es importante que los pacientes comprendan cómo la actividad física puede mejorar su control glucémico, reducir el riesgo cardiovascular y mejorar su calidad de vida.
2. **Entrenamiento de profesionales de la salud**: capacitar a médicos, enfermeras y otros profesionales de la salud en la prescripción de actividad física y en la motivación de los pacientes. Los profesionales de la salud deben estar equipados con las herramientas y el conocimiento necesarios para asesorar a los pacientes sobre cómo iniciar y mantener una rutina de ejercicio.

Diseño de programas individualizados

1. **Evaluación inicial**: realizar una evaluación inicial de la condición física, las preferencias y las limitaciones de cada paciente. Basado en esta evaluación, diseñar un programa de ejercicio individualizado que sea seguro y efectivo.
2. **Metas realistas y progresivas**: ayudar a los pacientes a establecer metas realistas y alcanzables a corto y largo plazo. Las metas deben ser específicas, medibles, alcanzables, relevantes y limitadas en el tiempo (SMART). Iniciar con niveles de ejercicio moderados y aumentar gradualmente la intensidad y la duración a medida que el paciente se vuelva más activo y confortable con el ejercicio.

Tipos de ejercicio

1. **Ejercicio aeróbico**: promover actividades aeróbicas de intensidad moderada a vigorosa, como caminar, correr, nadar o andar en bicicleta. Se recomienda un

mínimo de 150 minutos por semana de ejercicio aeróbico, distribuido en al menos tres días por semana, sin más de dos días consecutivos sin actividad física.

2. **Ejercicio de resistencia**: incorporar ejercicios de resistencia para aumentar la masa muscular y mejorar el metabolismo de la glucosa. Se recomienda realizar ejercicios de resistencia al menos dos veces por semana, trabajando todos los grupos musculares principales.
3. **Ejercicio combinado**: fomentar la combinación de ejercicios aeróbicos y de resistencia para maximizar los beneficios para la salud. Un programa combinado puede ofrecer mejores resultados en el control glucémico y la salud cardiovascular.

Estrategias de motivación y adherencia

1. **Soporte social y grupal**: fomentar la participación en grupos de ejercicio o actividades comunitarias. El soporte social puede mejorar la motivación y la adherencia al programa de ejercicio.
2. **Monitoreo y retroalimentación**: utilizar herramientas de monitoreo, como podómetros, aplicaciones móviles o diarios de ejercicio, para registrar la actividad física. Proporcionar retroalimentación regular y positiva sobre el progreso del paciente puede ayudar a mantener la motivación.
3. **Supervisión y seguimiento continuo**: realizar un seguimiento regular del progreso del paciente y ajustar el programa de ejercicio según sea necesario. Las visitas de seguimiento pueden ayudar a identificar y abordar cualquier barrera que el paciente pueda enfrentar.

Políticas y entornos favorables

1. **Infraestructura y accesibilidad**: promover la disponibilidad de espacios seguros y accesibles para la actividad física, como parques, gimnasios y centros comunitarios. La infraestructura adecuada puede facilitar la participación regular en la actividad física.
2. **Programas en el lugar de trabajo**: fomentar la implementación de programas

de ejercicio en el lugar de trabajo. Las empresas pueden ofrecer tiempo y recursos para que los empleados participen en actividades físicas, lo que puede contribuir a una mejor salud y productividad.

Investigaciones futuras

1. **Investigación sobre barreras y facilitadores**: realizar investigaciones adicionales para identificar las barreras específicas que enfrentan los diferentes subgrupos de pacientes con DM2 para adherirse a la actividad física. Comprender estos obstáculos puede ayudar a desarrollar estrategias más efectivas y personalizadas.
2. **Eficacia de intervenciones**: evaluar la eficacia de diferentes tipos de intervenciones de actividad física a través de estudios clínicos controlados. Los estudios deben investigar no solo los efectos a corto plazo, sino también la sostenibilidad de los beneficios a largo plazo.
3. **Innovaciones tecnológicas**: explorar el uso de tecnologías innovadoras, como aplicaciones móviles y plataformas en línea, para promover la actividad física y mejorar la adherencia. La tecnología puede proporcionar recordatorios, monitoreo y retroalimentación en tiempo real, facilitando un enfoque personalizado y continuo.

En conclusión, la implementación de programas de actividad física como estrategia terapéutica en el manejo de la DM2 puede mejorar significativamente el control glucémico, reducir los factores de riesgo cardiovascular y mejorar la calidad de vida de los pacientes. La educación, la individualización de los programas, la motivación y el soporte continuo son elementos clave para el éxito de estas intervenciones. Las recomendaciones presentadas proporcionan un marco para integrar la actividad física en la práctica clínica diaria y promover un enfoque holístico y sostenible en el tratamiento de la DM2.

de estrés en el lugar de trabajo. Las empresas pueden ofrecer [illegible] y recursos para que los empleados participen en actividades físicas, lo que puede contribuir a una mejora en la productividad.

Investigaciones futuras

1. [illegible]

2. [illegible]

3. [illegible]

En conclusión, la [illegible] de programas de actividad física [illegible] un impacto significativo [illegible] sistemas [illegible] los [illegible] y mejorar la calidad de vida de [illegible] y la [illegible] de los [illegible] [illegible]

REFERENCIAS

A. von Oetinger G, L.M. Trujillo G, N. Soto I. 2021. Impacto de la actividad física en la variabilidad glucémica en personas con diabetes mellitus tipo 2. *Rehabilitación*, Volume 55, Issue 4, Pages 282-290, ISSN 0048-7120. https://doi.org/10.1016/j.rh.2020.11.004

Aguirre-Chávez , J. F., Franco-Gallegos , L. I., Montes-Mata, K. J., Cossío, A., & Robles-Hernández, G. S. I. (2024). Impacto de la actividad física en la prevención de enfermedades cardiovasculares: un análisis sistemático . *Revista Científica De Salud Y Desarrollo Humano*, 5(2), 274–302. https://doi.org/10.61 368/r.s.d.h.v5i2.136

Alzahrani, O., Fletcher, J. P., & Hitos, K. (2023). Quality of life and mental health measurements among patients with type 2 diabetes mellitus: a systematic review. *Health and Quality of Life Outcomes*, 21(1), 1–22. https://doi.org/10.1186/s1295 5-023-02111-3

Amin, M., Kerr, D., Atiase, Y., Yakub, Y., & Driscoll, A. (2023). Expert Opinions about Barriers and Facilitators to Physical Activity Participation in Ghanaian Adults with Type 2 Diabetes: A Qualitative Descriptive Study. *Sports*, 11(7), 123. https://doi.org/10.3390/SPORTS11070123/S1

Borse, S. P., Chhipa, A. S., Sharma, V., Singh, D. P., & Nivsarkar, M. (2021). Management of Type 2 Diabetes: Current Strategies, Unfocussed Aspects, Challenges, and Alternatives. *Medical Principles and Practice*, 30(2), 109–121. https://doi.org/10.1159/000511002

Cedeño, J. V., & Maurath, N. J. (2024). Determinar los factores de riesgo y el régimen nutricional en pacientes con síndrome metabólico por resistencia a la insulina. *Dominio De Las Ciencias*, 10(1), 66–86. https://doi.org/10.23857/dc.v10i1.3700

Cockcroft, E. J., Narendran, P., & Andrews, R. C. (2020). Exercise-induced hypoglycaemia in type 1 diabetes. *Experimental Physiology*., 105(4), 590–9. https://doi.org/10.1113/EP088219

Corvos-Hidalgo, C., Meléndez-Gallardo, J., Pintos-Toledo, E., Silveira, A., & Souza-Marabotto, F. (2024). Ejercicio físico y diabetes mellitus tipo 1: Una revisión narrativa (Physical exercise and type 1 diabetes mellitus: An narrative review). *Retos*, 51, 159–166. https://doi.org/10.47197/retos.v51.99366

Costo-Muriel, C., Martín-Carmona, J., & Pérez-Belmonte, L. M. (2020). Complicaciones macrovasculares de la diabetes. *Medicine-Programa de Formación Médica Continuada Acreditado*, 13(16), 891-899. https://doi.org/10 .1016/j.med.2020.09.011

Enríquez-Del Castillo, L. A., Cervantes-Hernández, N., Candia-Luján, R., & Flores-Olivares, L. A. (2021). Capacidades físicas y su relación con la actividad física y composición corporal en adultos (Physical capacities and their relationship with physical activity and body composition in adults): su relación con la actividad física en adultos. *Retos*, 41, 674–683. https://doi.org/10.47197/retos.v41i0.83067

Faingold, C. (2021). Simposio: el embarazo de Iris. Función de la célula β después del embarazo, prevención de diabetes mellitus tipo 2, intervención en estilo de vida y/o farmacológica. *Revista De La Sociedad Argentina De Diabetes*, 55(3Sup), 25–30. https://doi.org/10.47196/diab.v55i3Sup.502

Fortes, R. C., de Sa, D. A. R., Rocha, R. M., & Araujo, W. B. (2021). Efeitos clínicos e nutricionais da cirurgia metabólica para indivíduos com diabetes mellitus tipo 2: políticas públicas e direitos dos usuários do Sistema Único de Saúde (SUS) no Distrito Federal / Clinical and nutritional effects of metabolic surgery for individuals with type 2 diabetes mellitus: public policies and rights of users of the Unified Health System (SUS) in the Federal District. *Brazilian Journal of Development,* 7(8), 77430–77447. https://doi.org/10.34117/10.34117/bjdv7n8-114

Francesconi, C., Niebauer, J., Haber, P., Moser, O., Weitgasser, R., & Lackinger, C. (2023). Lebensstil: körperliche Aktivität und Training in der Prävention und Therapie des Typ 2 Diabetes mellitus (Update 2023) [Lifestyle: physical activity and training as prevention and therapy of type 2 diabetes mellitus (Update 2023)]. *Wiener klinische Wochenschrift*, 135(Suppl 1), 78–83. https://doi.org/10.1007/s00508-023-02187-3

Franco-Gallegos, L. I., Robles-Hernández, G. S. I., Montes-Mata, K. J., & Aguirre-Chávez, J. F. (2024). Más allá del control glucémico: beneficios de la actividad física en la calidad de vida de personas con diabetes mellitus tipo 2: una revisión narrativa (Beyond glycemic control: benefits of physical activity on the quality of life of people with type 2 diabetes mellitus: a narrative review). *Retos*, 53, 262–270. https://doi.org/10.47197/retos.v53.101811

Freitas, R. F., De Almeida, J. D., Soares, B. de F., Leão, N., Teixeira, R.A.9, Macedo, M. de S. & Lessa, A. do C. (2022). Prevalencia y factores asociados al sobrepeso en personas con diabetes mellitus tipo 2 *Revista Univap*, 28 (57). https://doi.org/10.18066/revistaunivap.v28i57.2497

Gutiérrez-Huamani, Ó., Calderón, M. A., Meneses, M. M., Narváez, F. R., Alanya, C. R., & Infante, G. (2020). Efectos del ejercicio físico en la presión arterial en mujeres. *Revista Digital: Actividad Física Y Deporte*, 6(2), 5–13. https://doi.org/10.31910/rdafd.v6.n2.2020.1565

Jerez-Fernández, C. I., Medina-Pereira, Y. A., Ortiz-Chang, A. S., González-Olmedo, S. I., & Aguirre-Gaete, M. C. (2022). Fisiopatología y alteraciones clínicas de la diabetes mellitus tipo 2: revisión de literatura. *Nova*, 20(38), 65-103. https://doi.org/10.22490/24629448.

Kirwan, J. P., Sacks, J., & Nieuwoudt, S. (2017). The essential role of exercise in the management of type 2 diabetes. *Cleveland Clinic Journal of Medicine*, 84(7 Suppl 1), S15. https://doi.org/10.3949/CCJM.84.S1.03

Lee, A. S., Johnson, N. A., McGill, M. J., Overland, J., Luo, C., Baker, C. J., Martinez-Huenchullan, S., Wong, J., Flack, J. R., & Twigg, S. M. (2020). Effect of High-Intensity Interval Training on Glycemic Control in Adults With Type 1 Diabetes and Overweight or Obesity: A Randomized Controlled Trial With Partial Crossover. *Diabetes care*, 43(9), 2281–2288. https://doi.org/10.2337/dc20-0342

Lopera, J. M., Rico, J. E., Melgarejo, E., Castillo, G. A., Ramírez, A., Gómez, A. M., Martínez, S., & Ibatá, L. (2020). Efecto de terapias farmacológicas para el control glicémico en pacientes con diabetes mellitus tipo 2 en los desenlaces vasculares. *Revista Colombiana de Nefrología* , 7 (1), 44-59. Publicación electrónica del 8 de diciembre de 2020. https://doi.org/10.22265/acnef.7.1.372

López-Jácome, M. E., Arteaga-Castro, O. A., Villamarin-Cisneros, D. C., Santos-Cepeda, C. G., & López-Recalde, C. M. (2024). Actualización en el manejo de la diabetes gestacional: Artículo de revisión : Update on the management of gestational diabetes: Review article. *LATAM Revista Latinoamericana De Ciencias Sociales Y Humanidades*, 5(4), 675 – 685. https://doi.org/10.56712 /latam.v5i4.2284

Maimaitituerxun, R., Chen, W., Xiang, J., Xie, Y., Xiao, F., Wu, X. Y., Chen, L., Yang, J., Liu, A., & Dai, W. (2024). Predictive model for identifying mild cognitive impairment in patients with type 2 diabetes mellitus: A CHAID decision tree analysis. *Brain and behavior*, 14(3), e3456. https://doi.org/10.1002/brb3.3456

Mosqueda, A. (2021). Importancia de la realización de actividad física en la tercera edad. *Dilemas contemporáneos: educación, política y valores,* 9(spe1), 00036. Epub 31 de enero de 2022. https://doi.org/10.46377/dilemas.v9i.2943

Navarrete-Cabrera, J., Carvajal-Martínez, F., Carvajal-Aballe, M., Ramos-Robledo A., & Rodríguez-Carvajal, A. 2022. Importancia del ejercicio físico en las personas con diabetes mellitus. *cysa* [Internet]. [citado 17 de mayo de 2022];6(2):35-42. Disponible en: https://doi.org/10.22206/cysa.2022.v6i2.pp35-42

Ocaña, P. G., Palacios, L. C., & Martínez, L. C. (2020). Complicaciones microvasculares de la diabetes. *Medicine: Programa de Formación Médica Continuada Acreditado*, 13(16), 900-910. https://doi.org/10.1016/j.med.2020.09.012

Organización Mundial de la Salud. (2021). Directrices de la OMS sobre actividad física y comportamientos sedentarios. Organización Mundial de la Salud. https://iris.who.int/handle/10665/349729. Licencia: CC BY-NC-SA 3.0 IGO.

Organización Mundial de la Salud. (2021). Tratamiento farmacológico de la diabetes: implicaciones de política para la Región de las Américas. *Revista panamericana de salud pública = Pan American Journal of public health*, 46, e54. https://doi.org/10.26633/RPSP.2022.54

Pavarotti, M. A., & Rodríguez, M. (2023). Cascada de señalización de la insulina y la actividad física para el transporte de GLUT-4 y la captación de glucosa en el músculo esquelético. *Revista De La Sociedad Argentina De Diabetes*, 57(3). https://doi.org/10.47196/diab.v57i3.725

Physical Activity Guidelines Advisory Committee. (2018). *Physical Activity Guidelines Advisory Committee Scientific Report*. Washington, DC: U.S. Department of Health and Human Services; 2018. p. 2018. https://www.acsm.org/docs/default-source/publications-files/pagac-papers/msse-d-18-00727.

Riddell, M. C., Gallen, I. W., Smart, C. E., Taplin, C. E., Adolfsson, P., Lumb, A. N., Kowalski, A., Rabasa-Lhoret, R., McCrimmon, R. J., Hume, C., Annan, F., Fournier, P. A., Graham, C., Bode, B., Galassetti, P., Jones, T. W., Millán, I. S., Heise, T., Peters, A. L., Petz, A., … Laffel, L. M. (2017). Exercise management in type 1 diabetes: a consensus statement. *The lancet. Diabetes & endocrinology,* 5(5), 377–390. https://doi.org/10.1016/S2213-8587(17)30014-1

Rivera-Rivera, L., Séris-Martínez, M., Reynales-Shigematsu, L. M., Villalobos, A., Jaen-Cortés, C. I., & Natera-Rey, G. (2021). Factores asociados con el consumo excesivo de alcohol: Encuesta Nacional de Salud y Nutrición 2020 sobre Covid-19. *Salud Pública de México*, 63(6), 789-798. Epub 27 de febrero de 2023.https://doi.org/10.21149/13187

Rodas, J. A., & Llerena, E. V. (2022). La obesidad como factor de riesgo asociado a diabetes mellitus tipo 2. *Ciencia Latina Revista Científica Multidisciplinar*, 6(3), 296-322. https://doi.org/10.37811/cl_rcm.v6i3.2216

Romero-Ramos, N., Romero-Ramos, Ó., & González-Suárez, A. J. (2021). Actividad física y funciones cognitivas en personas mayores: revisión sistemática de los últimos 5 años (Physical activity and cognitive functions in older people: a systematic review of the last 5 years). *Retos*, 39, 1017–1023. https://doi.org/ 10.47197/retos.v0i39.79960

Sánchez-Delgado, J. A., & Sánchez-Lara, N. E. (2022). Epidemiología de la diabetes mellitus tipo 2 y sus complicaciones. *Revista Finlay*, 12(2), 168-176. Epub 30 de junio de 2022. http://scielo.sld.cu/scielo.php?script=sci_arttext&pid=S2221-24342022000200168&lng=es&tlng=es.

Schubert-Olesen, O., Kröger, J., Siegmund, T., Thurm, U., & Halle, M. (2022). Continuous Glucose Monitoring and Physical Activity. *International Journal of Environmental Research and Public Health*, 19(19). https://doi.org/10.3390/ijerph19191229

Scott, S. N., Cocks, M., Andrews, R. C., Narendran, P., Purewal, T. S., Cuthbertson, D. J., Wagenmakers, A. J. M., & Shepherd, S. O. (2019). High-Intensity Interval Training Improves Aerobic Capacity Without a Detrimental Decline in Blood Glucose in People With Type 1 Diabetes. *The Journal of clinical endocrinology and metabolism*, 104(2), 604–612. https://doi.org/10.1210/jc.2018-01309

Secretaría de Salud. 2020. Norma Oficial Mexicana NOM-025-SSA2-2014, Para la prestación de servicios de salud en unidades de atención integral hospitalaria médico-psiquiátrica. *México: Diario Oficial de la Federación*, septiembre de [citado noviembre 12, 2020]. Disponible en: http://www.dof.gob.mx/normas Oficiales/5805/salud3a11_C/salud3a11_C.html

Syeda, U. S. A., Battillo, D., Visaria, A., & Malin, S. K. (2023). The importance of exercise for glycemic control in type 2 diabetes. *American journal of medicine open*, 9, 100031. https://doi.org/10.1016/j.ajmo.2023.100031

Terauchi, Y., Takada, T., & Yoshida, S. (2021). A randomized controlled trial of a structured program combining aerobic and resistance exercise for adults with type 2 diabetes in Japan. *Diabetology international,* 13(1), 75–84. https://doi.org/ 10.1007/s13340-021-00506-5

Thomas, E., Ficarra, S., Nakamura, M., Drid, P., Trivic, T., & Bianco, A. (2024). The Effects of Stretching Exercise on Levels of Blood Glucose: A Systematic Review with Meta-Analysis. *Sports medicine - open*, 10(1), 15. https://doi.org/10.11 86/s40798-023-00661-w

Varela-Gutiérrez, J. P., & Rojas-Quirós, J. 2021. Efectos de un programa de ejercicio de fuerza y resistencia aeróbica en un adulto mayor pluripatológico: Estudio de caso. *Rev. Digit. Act. Fis. Deport*. 7(2):e1743. http://doi.org/10.31910/rdafd .v7.n2.2021.1743

Wake, A. D. (2020). Antidiabetic Effects of Physical Activity: How It Helps to Control Type 2 Diabetes. Diabetes, Metabolic Syndrome and Obesity : *Targets and Therapy*, 13, 2909–2923. https://doi.org/10.2147/DMSO.S262289 s

Yapanis, M., James, S., Craig, M. E., O'Neal, D., & Ekinci, E. I. (2022). Complications of Diabetes and Metrics of Glycemic Management Derived from Continuous Glucose Monitoring. *Journal of Clinical Endocrinology and Metabolism*, 107(6), E2221–E2236. https://doi.org/10.1210/clinem/dgac034

Zhang, H., Guo, Y., Hua, G., Guo, C., Gong, S., Li, M., & Yang, Y. (2024). Exercise training modalities in prediabetes: a systematic review and network meta-analysis. *Front Endocrinol (Lausanne).* PMID: 38440785; PMCID: PMC10911289. https://doi.org/10.3389/fendo.2024.1308959

www.ingramcontent.com/pod-product-compliance
Lightning Source LLC
LaVergne TN
LVHW010506160826
845677LV00012B/2692

* 9 7 9 8 8 9 2 4 8 5 5 3 1 *